Mugove Madziyire
Thulani Magwali
Mike Chirenje

Prevalência, tratamento e resultados perinatais de mães Rhesus negativas

Mugove Madziyire
Thulani Magwali
Mike Chirenje

Prevalência, tratamento e resultados perinatais de mães Rhesus negativas

ScienciaScripts

Imprint
Any brand names and product names mentioned in this book are subject to trademark, brand or patent protection and are trademarks or registered trademarks of their respective holders. The use of brand names, product names, common names, trade names, product descriptions etc. even without a particular marking in this work is in no way to be construed to mean that such names may be regarded as unrestricted in respect of trademark and brand protection legislation and could thus be used by anyone.

Cover image: www.ingimage.com

This book is a translation from the original published under ISBN 978-3-659-52708-1.

Publisher:
Sciencia Scripts
is a trademark of
Dodo Books Indian Ocean Ltd. and OmniScriptum S.R.L publishing group

120 High Road, East Finchley, London, N2 9ED, United Kingdom
Str. Armeneasca 28/1, office 1, Chisinau MD-2012, Republic of Moldova, Europe
Printed at: see last page
ISBN: 978-620-7-95323-3

Copyright © Mugove Madziyire, Thulani Magwali, Mike Chirenje
Copyright © 2024 Dodo Books Indian Ocean Ltd. and OmniScriptum S.R.L publishing group

Índice:

Prevalência, tratamento e resultados perinatais de mães Rhesus Negativas nos hospitais de Harare e Parirenyatwa

M G Madziyire MMED O&G, Faculdade de Ciências da Saúde da Universidade do Zimbabué

T Magwali MMED O&G, Universidade do Zimbabué, Faculdade de Ciências da Saúde Z M Chirenje, FRCOG, Universidade do Zimbabué, Faculdade de Ciências da Saúde

Universidade do Zimbabué, Faculdade de Ciências da Saúde, Departamento de Obstetrícia e Ginecologia

Correspondência para: Dr. M G Madziyire, Department of Obstetrics and Gynaecology, P O Box A178 Avondale Harare: gynaemadzi@y7mail.com

Em 2002, realizámos um estudo transversal sobre o tratamento de mães com Rhesus negativo e os resultados perinatais em dois hospitais de referência em Harare, no Zimbabué. Apresentamos as conclusões do estudo, uma vez que não foi efectuado qualquer outro estudo subsequente sobre o mesmo assunto e esperamos que as nossas conclusões possam levar a mais investigação sobre a doença de Rhesus e o seu impacto na nossa população.

RESUMO

Objectivos

Este estudo transversal avaliou o rastreio e os resultados perinatais de mães com antigénio Rhesus negativo que deram à luz nas maternidades de Harare e Mbuya Nehanda (Zimbabué).

Conceção

Estudo transversal.

Métodos

Cento e vinte e nove mães Rhesus negativas foram recrutadas quando deram à luz no Hospital de Harare e nas Maternidades de Mbuya Nehanda entre 15 de março de 2002 e 31 de julho de 2002. Seis mil cento e noventa e cinco (6195) mães deram à luz nas maternidades de Harare e Mbuya Nehanda durante este período. Destas, 5661 (91,4%) tinham sido tipadas para o antigénio Rhesus no período pré-natal e 129 eram Rhesus negativas, dando uma prevalência de negatividade Rhesus de 2,3%.)

Resultados:

Nove de 129 (7%) mães tiveram um teste de anticorpos positivo, embora apenas 6 de 129 (4,7%) tivessem anticorpos Rhesus identificados. Das 6 gravidezes isoimunizadas Rhesus, 3 recém-nascidos tiveram iterícia clínica; 2 necessitaram de fototerapia e 1 necessitou de transfusão de troca. Trinta e oito bebés nascidos de mães Rhesus negativas eram Rhesus negativos e, por conseguinte, 47 mães (9 gravidezes sensibilizadas + 38 bebés Rhesus negativos) não eram candidatas a profilaxia anti-D pós-parto. A profilaxia pós-parto com imunoglobulina Rhesus foi administrada a 69 das 82 (84,1%) mães Rhesus negativas elegíveis.

INTRODUÇÃO

A doença hemolítica do recém-nascido pode ocorrer em qualquer situação em que a mãe não possua um antigénio de origem paterna que o bebé transporta nos seus glóbulos vermelhos. Os antigénios de células sanguíneas que ocorrem habitualmente são os antigénios ABO e Rhesus. Os antigénios que ocorrem menos frequentemente são os antigénios Kidd, Duffy, Kell e MNS. O antigénio D é altamente imunogénico e é a presença do gene D dominante que define um indivíduo como tendo o antigénio D e, por isso, é rotulado como rhesus positivo. Quando os glóbulos vermelhos fetais portadores do antigénio D entram na circulação de uma mãe que não tem o antigénio D, são produzidos anticorpos anti-D. A subclasse Ig-G dos anticorpos anti-D da mãe atravessa a placenta e reveste os eritrócitos fetais portadores do antigénio D, levando à sua destruição pelo sistema retículo-endotelial, causando vários graus de anemia fetal[1]

.

O resultado perinatal das gravidezes afectadas pode ser previsto através dos volumes sistólicos máximos da artéria cerebral média fetal, da espetrofotometria da bilirrubina e da quantificação de anticorpos.

A negatividade do Rhesus no Zimbabué demonstrou ter uma prevalência de 4% (R.F Lowe 1969)[2] , 3,7% (R. F Lowe 1972)[3] , 3,8% (D Verkuyl 1987)[4] e 2,8% (A. Z Cakana , L Ngwenya)[5] . A prevalência da aloimunização no Zimbabué foi de 5% (R.F Lowe 1972)[3] e 7,8% (Verkuyl 1987)[4] . Tem havido opiniões contraditórias sobre a relação custo-eficácia da profilaxia com anti-D na população do Zimbabué, com uma opinião a sugerir que a carga da doença é pequena, pelo que não é rentável acompanhar as mulheres Rhesus negativas (Verkuyl 1987)[4] , enquanto outra opinião expressa que o anti-D continua a ser o aloanticorpo mais importante que causa a doença hemolítica do recém-nascido, (A. Z Cakana, L Ngwenya)[5] . Em 1983, Waterson e Kuchena concluíram que a incompatibilidade ABO era provavelmente a causa patológica mais comum de iterícia no recém-nascido e a razão mais provável para a troca de transfusões no Hospital de Harare[6] .

No Zimbabué, todas as mães Rhesus negativas têm de ser vistas num hospital para avaliação pré-natal e parto. Isto significa que todas as mães Rhesus negativas observadas na unidade da grande Harare são encaminhadas para os hospitais de Harare e Parirenyatwa (Mbuya Nehanda). A unidade da Grande Harare inclui todas as clínicas municipais que encaminham as pacientes para as maternidades de Harare e Mbuya Nehanda. No Hospital Central de Harare e na maternidade de Mbuya Nehanda, no Zimbabué, todas as mulheres grávidas Rhesus negativas são submetidas a uma nova análise do seu estatuto Rhesus e as que são Rhesus negativas são submetidas a uma pesquisa de anticorpos anti-D (teste de Coombs). O sangue do cordão umbilical fetal e o sangue materno são colhidos de todas as mães Rhesus negativas logo após o parto para tipagem Rhesus, agrupamento ABO e testes de Coombs. As mães ainda não sensibilizadas recebem então imunoglobulina Rhesus por via intramuscular nas 72 horas seguintes ao parto para evitar a sensibilização, caso tenham dado à luz um bebé Rhesus positivo.

O objetivo do estudo foi calcular a prevalência da negatividade Rhesus, avaliar o tratamento pré-parto, avaliar o tratamento pós-parto e avaliar os resultados perinatais entre as mulheres grávidas que deram à luz nas maternidades de Harare e Mbuya Nehanda.

Capítulo 1

MATERIAIS E MÉTODOS

A Maternidade do Hospital de Harare efectua cerca de 20 000 partos por ano. Funciona com base numa abordagem de risco, recebendo referências de clínicas municipais na parte sul de Harare. Também recebe referências de alto risco dos hospitais distritais e provinciais que rodeiam Harare a sul e a leste. A unidade de maternidade Mbuya Nehanda é a ala de maternidade do Hospital Parirenyatwa e trata de cerca de 5 000 partos por ano. Recebe referências de hospitais da região a norte de Harare.

Neste estudo transversal, recrutámos mães Rhesus negativas quando deram à luz no Hospital de Harare e nas Maternidades de Mbuya Nehanda entre 15 de março de 2002 e 31 de julho de 2002. Foi efectuada uma amostragem por conveniência.

A dimensão da amostra foi calculada utilizando a fórmula de Dobson[4] a partir de um estudo anterior que revelou uma prevalência de negatividade Rhesus de 4%.

Foram recrutadas todas as mulheres Rhesus negativas que se apresentavam em trabalho de parto nas Maternidades de Harare e Mbuya Nehanda. O investigador deu formação a 2 parteiras no Hospital de Harare e a 1 parteira no Hospital de Mbuya Nehanda para aconselharem e administrarem um questionário a todas as mães Rhesus negativas em trabalho de parto. O investigador principal ou qualquer uma das 3 parteiras explicava o estudo às pacientes e pedia-lhes que assinassem um formulário de consentimento. Os dados de acompanhamento pré-natal foram obtidos a partir do folheto da maternidade, enquanto as informações sobre o parto e o bebé foram obtidas a partir do registo do parto no folheto da maternidade. As parteiras supervisionaram a recolha de sangue materno e do cordão umbilical para tipagem Rhesus e teste de Coombs em todas as pacientes.

O sangue do cordão umbilical materno e fetal foi recolhido logo após o parto do bebé e enviado para o Laboratório do Serviço Nacional de Sangue. O laboratório voltou a verificar o tipo de sangue da mãe, verificou o sangue do bebé e, em seguida, realizou um teste de Coombs no sangue do cordão umbilical e no sangue materno. O laboratório informou os médicos gestores dos resultados no prazo de 24 horas após a receção das amostras. O Serviço Nacional de Sangue enviava imediatamente imunoglobulina Rhesus às mães elegíveis, que era administrada por via intramuscular pelas enfermeiras da enfermaria pós-natal. Os dados de cada participante no estudo foram registados num questionário. Cada questionário foi verificado quanto à sua correção e integridade antes de ser introduzido no pacote estatístico Epi info 2002.

A autorização ética foi concedida pelo comité de ética do Hospital Central de Harare e pelo Diretor Clínico do Hospital Parirenyatwa em março de 2002.

RESULTADOS

Prevalência de Rh negativo

Das 6195 mães que deram à luz nos Hospitais Maternidade de Harare e Mbuya-Nehanda durante o período do estudo, 5661 (91,4%) tinham sido tipadas para o antigénio Rhesus por via pré-natal. Cento e vinte e nove mães das 5661 com um estatuto Rhesus conhecido não tinham o antigénio D e, por conseguinte, eram Rhesus negativas, estabelecendo uma prevalência de negatividade Rhesus de 2,3%.

Participantes

Dos 129 participantes, 96 (74,4%) foram recrutados no hospital de Harare e 33 (25,6%) do hospital de [Parirenyatwa1].

fig. 2 gestação registada

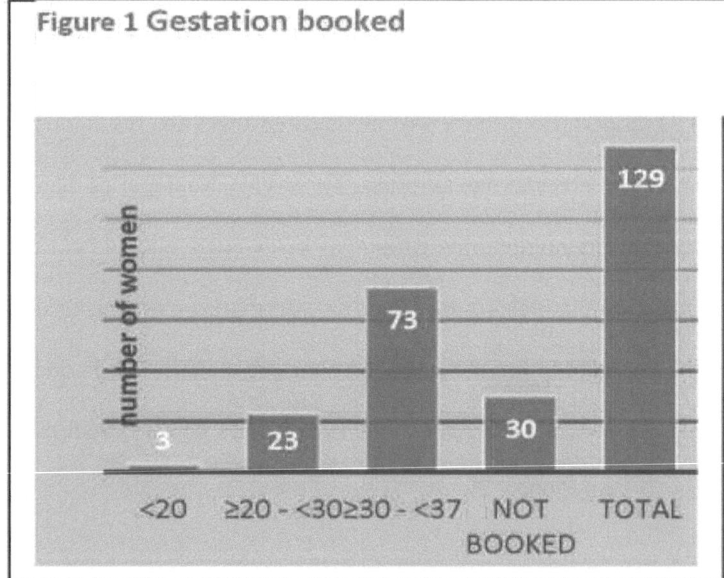

Tratamento pré-natal de mulheres Rhesus negativas

Noventa e nove (76,7%) das participantes foram marcadas para cuidados pré-natais na sua clínica local, enquanto 30 (23,3%) não foram marcadas[fig1] . Apenas

24 (18,6%) das 129 mulheres Rhesus negativas foram submetidas a rastreio pré-natal para deteção de anticorpos anti-D e em nenhuma delas foram detectados anticorpos anti-D. 78 (60,5%) das participantes foram aconselhadas sobre a importância de serem Rhesus negativas.

Gestão pós-parto de mães Rhesus negativas

Noventa e sete (75,2%) dos bebés nascidos foram enviados para a Unidade Neonatal para observação, como parte da política de rotina da unidade. Oito (6,2%) dos bebés foram tratados com fototerapia, enquanto 3 (2,4%) dos bebés necessitaram de uma transfusão de [sangue2]. Noventa e um (71%) dos bebés eram Rhesus positivos. Nove de 129 (7%) das mães tinham um teste de Coombs positivo e destas 6 mães tinham anticorpos anti-Rhesus, 2 tinham ABO

anticorpos e em 1 das mães o anticorpo não foi identificado[fig2] . Das 82 mães elegíveis para receber a imunoglobulina anti-D, 13 (15,9%) não a receberam. As razões para não receber a imunoglobulina anti-Rhesus foram a indisponibilidade

(7), alta precoce (5) e desconhecido (1).

tipo de anticorpo fig. 2

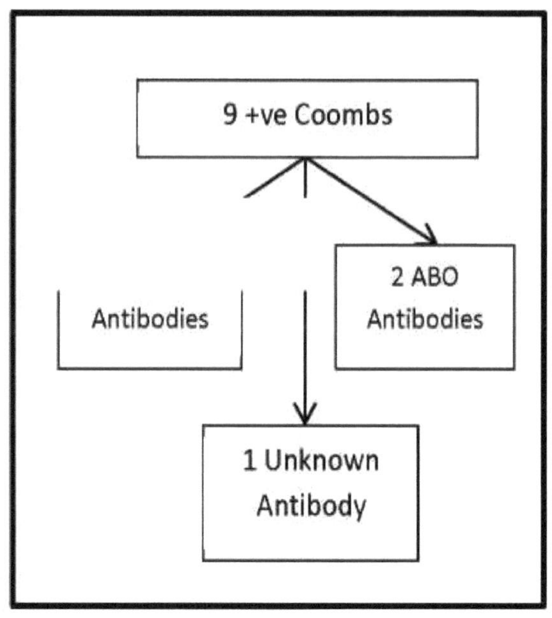

Sub-análise das Gravidezes Sensibilizadas

Tal como referido anteriormente, 9 mães tinham um teste de Coombs positivo, 6 tinham sensibilização ao Rhesus, resultando numa prevalência de sensibilização ao Rhesus de 4,7% (6/129). Dois doentes tinham anticorpos ABO, enquanto num doente o anticorpo não foi identificado porque não havia soro suficiente para a identificação de anticorpos. Os títulos de anticorpos variavam entre

1:32 (2), 1:16 (2) e 1:4 (2). Três doentes fizeram

não tinham os seus títulos de anticorpos feitos. Dois deles tinham anticorpos ABO e um tinha soro inadequado.

O peso médio à nascença foi de 2970g. Seis dos bebés das 9 gravidezes sensibilizadas tiveram iterícia clínica, enquanto 2 necessitaram de uma transfusão de sangue. Nenhuma das gestações sensibilizadas tinha antecedentes de hemorragia anteparto ou de ter recebido transfusão de sangue.

Quadro demográfico

Idade	**Número**	**%**
<20	20	15.5
>20-<35	103	79.8
>35	6	4.7
Total	129	100.0
Educação (anos)		
<9anos	20	15.5
>9-<12	96	74.4

>12	13	10.1
Total	129	100.0
Paridade		
para 0	57	44.1
>P0-<P3	66	51.2
>P3	6	4.7
Total	129	100.0
Hospital		
Harare	96	74.4

Mbuya N	33	25.6
Total	129	100

Quadro I

Tratamento dado ao bebé antes da alta

Tratamento	Número	Percentagem
Nulo	115	89.0%
Antibióticos	1	0.8%
Fluidos intravenosos	1	0.8%
Fototerapia	8	6.2%
Transfusão de troca	3	2.4%
Alimentação nasogástrica	1	0.8%
Total	**129**	**100%**

Quadro II

Caraterísticas das gravidezes sensibilizadas

Estudo Não	32	40	46	47	67	86	99	106	125
Tipo de anticorpo	Rhesus	AB	Rhesus	Não há soro suficiente para identificar	AB	Rhesus	Rhesus	Rhesus	Rhesus
Título do anticorpo	1:4	-	1:16	-	-	1:32	1:32	1:4	1:16
Paridade	1	1	2	2	0	3	2	1	1
Peso à nascença (g)	2860	2610	2900	2800	3550	3200	2100	3680	3000
Bebé com iterícia	Nulo	Sim	Nulo	Sim	Sim	Sim	Sim	Nulo	Sim
Tratamento oferecido aos bebés	Nulo	Transfusão de troca	Nulo	Fototerapia	Fototerapia	Transfusão de troca	Fototerapia	Nulo	Fototerapia
História de hemorragia anteparto	Nulo	Nulo	Nulo	Nulo	Nulo	Nulo	Nulo	Nulo	Nulo
História da transfusão de sangue	Nulo	Nulo	Nulo	Nulo	Nulo	Nulo	Nulo	Nulo	Nulo
Resultado do bebé	Recebeu alta após 3 dias de vida e bem	Recebeu alta após 8 dias de vida e está bem	Recebeu alta após 4 dias de vida e bem	Recebeu alta após 5 dias de vida e bem	Recebeu alta após 5 dias de vida e bem	Recebeu alta após 7 dias de vida e bem	Recebeu alta após 5 dias de vida e bem	Recebeu alta após 3 dias de vida e bem	Recebeu alta após 5 dias de vida e bem

Quadro III

Capítulo 2

DISCUSSÃO

Este estudo apresenta uma prevalência de Rhesus negativo de 2,3%, que é a mais baixa de todos os estudos já efectuados neste país. Estudos sobre a prevalência de Rh realizados entre os anos 60 e 80 encontraram uma prevalência de 4% a 3,8% em pacientes africanas pré-natais que frequentavam o Hospital Central de Harare.[2-4] Numa análise laboratorial, a prevalência de portadores do antigénio Rhesus D foi estabelecida em 2,8% em pacientes que tinham marcado a sua consulta pré-natal no Hospital Central de Harare[5] . É provável que a queda na prevalência seja causada pela incapacidade de testar todas as mães grávidas para o antigénio D.

A gestão pré-natal foi comprometida pela não marcação e pela marcação tardia. Este facto negou aos médicos a oportunidade de oferecer a vigilância necessária. Apenas 24 (18,6%) das mães efectuaram testes de anticorpos pré-natais. Assim, era provável que os médicos não detectassem gravidezes sensibilizadas que necessitassem de um acompanhamento mais próximo e de uma possível intervenção precoce. Vinte e sete (21%) das pacientes fizeram um exame de ultrassom. Idealmente, este exame deveria ser efectuado como monitorização biofísica das gravidezes sensibilizadas, uma vez que a evidência de edema fetal, hidrotórax e ascite poderia sugerir hidropisia fetal. Os volumes sistólicos máximos da artéria cerebral média fetal também poderiam ser efectuados nas gravidezes sensibilizadas para detetar bebés com anemia grave.

Cinquenta e um (39,5%) dos indivíduos não foram aconselhados sobre o significado de serem Rhesus negativos. Era pouco provável que estes doentes cumprissem o acompanhamento, uma vez que não tinham conhecimento da sua condição. Uma doente a quem se diz que pode precisar de uma injeção especial depois do parto para proteger as suas gravidezes subsequentes é provável que lembre os médicos, depois do parto, de lhe darem a injeção.

Seis doentes tiveram um teste positivo para anticorpos Anti-D. Isto dá uma prevalência de sensibilização ao Rhesus de 4,7%. No entanto, apenas 91 (71%) bebés eram Rhesus positivos e, portanto, estavam em risco de sensibilização. Isto é comparável a um estudo em que a probabilidade de uma mulher zimbabweana Rhesus negativa ter um bebé Rhesus positivo foi calculada em 80%[4] . É interessante notar que 3 dos 6 pacientes que eram isoimunizados Rhesus tiveram bebés que não apresentaram iterícia clínica. Este facto pode ser atribuído aos seus fracos títulos de anticorpos (1:4 em 2 delas e 1:16 em 1 doente)[tabela3].

O peso médio à nascença nas gravidezes sensibilizadas para a doença de Rhesus foi o mesmo que para o resto da população do estudo. Assim, a única morbilidade que pode ser atribuída à doença de Rhesus é a de 1 bebé que necessitou de uma transfusão de troca e a de 2 bebés que necessitaram de fototerapia.

Este estudo apenas encontrou 3 bebés com doença hemolítica do recém-nascido atribuível à imunização contra o Rhesus. Seria interessante estudar a prevalência da incompatibilidade ABO na população, uma vez que está provado que a incompatibilidade ABO reduz a imunização contra o Rhesus.[7]. É também possível que se trate de um fator genético racial que torna a população indígena africana menos suscetível à imunogenicidade do antigénio D.

Treze (15,9%) mulheres não receberam a imunoglobulina anti-Rhesus das 82 mulheres elegíveis para a receber. Para 7 delas, o motivo foi a indisponibilidade da imunoglobulina. Cinco mulheres tiveram alta antes de poderem receber as doses. Isto deveu-se ao facto de os bebés terem sido autorizados a ir para junto das mães e terem tido alta antes de os testes de anticorpos estarem concluídos. Isto poderia ter sido evitado se os bebés tivessem sido admitidos na unidade neonatal, uma vez que os pediatras só dão alta aos bebés depois de verem os resultados dos testes de anticorpos.

Conclusão

Este estudo mostra uma prevalência de 2,3% de negatividade Rhesus e uma probabilidade de 4,7% de sensibilização Rhesus. O acompanhamento pré-natal foi prejudicado pela não marcação, pela marcação pré-natal tardia e pelo rastreio incompleto dos anticorpos Rhesus. O acompanhamento pós-natal foi prejudicado por falhas administrativas para manter a imunoglobulina de Rhesus em stock e pela falta de coordenação dos médicos que deram alta às mães antes de verificarem os resultados do ensaio de anticorpos.

Neste estudo, não se registou mortalidade perinatal nem morbilidade perinatal significativa atribuível à doença de Rhesus.

Outros temas de investigação

É necessário estudar a relação custo-eficácia da monitorização das mulheres grávidas Rhesus negativas no Zimbabué. Também é necessário avaliar o impacto da doença de Rhesus na perda precoce da gravidez no Zimbabué.

Conclusões

Este estudo mostrou uma prevalência de 2,3% de negatividade Rhesus e uma probabilidade de 4,7% de sensibilização Rhesus. O acompanhamento pré-natal foi prejudicado pela não marcação, pela marcação pré-natal tardia e pelo rastreio incompleto dos anticorpos Rhesus. O acompanhamento pós-natal foi prejudicado por falhas administrativas para manter a imunoglobulina de Rhesus em stock e pela falta de coordenação dos médicos que deram alta às mães antes de verificarem os resultados do ensaio de anticorpos.

Neste estudo, não se registou mortalidade perinatal nem morbilidade perinatal significativa atribuível à doença de Rhesus.

REFERÊNCIAS

Whitfield C.R, Blood disorders in pregnancy, Dewhurst's textbook of Obstetrics and Gynaecology for Postgraduates, 5th Edition, Blackwell Publishing,2000,(456)

Lowe R.F, Rhodesian Tribal Groups ,Cent Afr J Med 1969; 15: 151-64.

Lowe R.F,H.H. Moore: Imunização contra o Rhesus na Rodésia. Centr Afr J Med 1972; 18: 171-172.

Verkuyl D.A.A, Economics of anti-Rhesus prophylaxis in an African population (Economia da profilaxia anti-Rhesus numa população africana). Cent Afr J Med 1987; 33 (2): 32-7.

Cakana A.Z, Ngwenya, L. O rastreio pré-natal de anticorpos vale a pena na população do Zimbabué. Cent Afr J Med 2000; 46(2): 38-41.

Waterson A.J.R. Kuchena I.P. O que é que causa iterícia neonatal em Harare? Cent Afr J Med 1983; 29:104-8.

Levine P, The influence of ABO system on Rh haemolytical disease (A influência do sistema ABO na doença hemolítica Rh). Human Biol 1958; 30: 14-28

Whiefield C.R. Blood disorders in pregnancy - Dewhrust's textbook

de Obstetrícia e Ginecologia para Pós-graduados: 5th Edition

Apêndices

Apêndices 1 - Quadro de resultados

ANÁLISE SÓCIO-DEMOGRÁFICA		
(a) Dimensão da amostra	=>	129 participantes
Número total de entregas	=>	6195
Número de mulheres que tiveram tipagem Rhesus	=>	5661

(b) Participantes

Nome do hospital	Número	Percentagem
Hospital de Harare	96	74.4%
Mbuya Nehanda	33	25.6%
Total	**129**	**100%**

(c) Idade

Ano de idade	Número	Percentagem
<20	20	15.5%
>=20 - <35	103	79.8%

>=35	6	4.7%
Total	**129**	100%

(d) Profissão

Ocupação	Número	Percentagem
Dona de casa	113	87.6%
Semiqualificado	11	8.5%
Profissional	3	2.3%
Outros	2	1.6%
Total	**129**	100%

(e) Educação

Anos	Número	Percentagem
<=9 anos	20	15.5%
>9<=12	96	74.4%
>12	13	10.1%
Total	**129**	100%

2. ANTECEDENTES OBSTÉTRICOS

(a) Paridade

Paridade	Número	Percentagem
0	57	44.1
1	40	31
2	16	12.4
3	10	7.8
>=4	6	4.7
Total	**129**	**100**

(b) Abortos espontâneos

N.º de abortos	Número	Percentagem
0	121	93.85%
1	6	4.7%
2	2	1.5%
Total	**129**	100%

3. ACOMPANHAMENTO ANTEPARTO DA GRAVIDEZ ACTUAL

(a) Estado da reserva

Estado	Número	Percentagem

Reservado	99	76.7%
Não reservado	30	23.3%
Total	**129**	**100%**

(b) Idade gestacional na altura da reserva

Idade gestacional	Número	Percentagem
<20	3	3%
>=20<30	23	23%
>=30<37	73	74
Total	**99**	**100%**

(c) Ecografia

Exame de ultrassom	Número	Percentagem
Feito	27	21%
Não efectuado	102	79%
Total	**129**	**100%**

(d) Anticorpos pré-natais/testes de coombs

Teste de anticorpos	Número	Percentagem
Feito	24	18.6%
Não efectuado	105	81.4%
Total	**129**	**100%**

(e) Resultados do ensaio de anticorpos pré-natais ou do teste de Coombs

Resultados	Número	Percentagem
Coombs positivo	0	0%
Coombs negativo	24	100%
Total	**24**	**100%**

(f) Aconselhado sobre o significado de ser Rhesus Negativo

Teste de anticorpos	Número	Percentagem
Aconselhado	78	60.5%
Não aconselhado	51	39.5%
Total	**129**	**100%**

4. RESULTADO DA GRAVIDEZ ACTUAL

(a) Gestação no parto

Gestação	Número	Percentagem
>42 semanas	4	3.1%
41-42 semanas	35	27.1%
37-40 semanas	80	62.0%
34-36 semanas	9	7%
<34 semanas	1	0.8%
Total	**129**	**100%**

(b) Peso à nascença

Peso	Número	Percentagem

>4000g	2	1.6%
3500 - 3999g	13	10.1%
3000 - 3499g	48	37.2%
2500 - 2999g	56	43.4%
<2500	10	7.8%
Total	**129**	**100%**

(c) 1 minuto de Apgar

1 minuto de Apgar	Número	Percentagem
>=8	105	81.4%
5 - 7	19	14.7%
<5	5	3.9%
Total	**129**	**100%**

(d) 5 Minutos Apgar

5 Minutos Apgar	Número	Percentagem
>=8	122	94.6%
5 - 7	5	3.9%
<5	2	1.5%
Total	**129**	**100%**

(e) Anomalia fetal

Anomalia	Número	Percentagem
Sem anormalidade	126	97.7%
Anomalia clínica	3	2.3%
Total	**129**	**100%**

(g) Icterícia fetal

1	-	Espinha Bífida
2	-	Crescimento intrauterino
		Restrição

(f) **Anomalias**

Icterícia fetal	Número	Percentagem
Icterícia	11	8.5%
Sem iterícia	118	91.5%
Total	**129**	**100%**

(h) Modo de entrega

Modo de entrega	Número	Percentagem
Vértice normal	120	93.0%
Brecha	3	2.3%
Cesariana	5	3.9%
Extração por vácuo	1	0.8%

Total	**129**	**100%**

(i) Hemorragia anteparto

Hemorragia anteparto	Número	Percentagem
Hemorragia	9	7.5%
Sem hemorragia	120	92.8%
Total	**129**	**100%**

(j) Tipo de trabalho

Tipo de trabalho	Número	Percentagem
Trabalho de parto induzido	10	7.8%
Não induzido	119	92.8%
Total	**129**	**100%**

(k) Porquê o parto induzido

Porquê o parto induzido	Número	Percentagem
Hipertensão induzida pela gravidez	6	60%
Data de publicação	4	40%
Total	**10**	**100%**

(l) Transfusão de sangue em tempo de vida

Transfusão de sangue em tempo de vida	Número	Percentagem
Recebeu transfusão	7	5.4%
Não recebido	122	94.6%
Total	**129**	**100%**

(m) Doença que complica a gravidez atual

Doença	Número	Percentagem
Nulo	100	77.5%
P/H	21	16.3%
Anemia	4	3.1%
Diabetes Millitus	1	0.8%
Outros	3	2.3%
Total	**129**	**100%**

5. GESTÃO PÓS-PARTO

(a) Bebé enviar para

Bebé enviar para	Número	Percentagem
Unidade Neonatal	97	75.2%
Mãe	32	24.8%
Total	**129**	**100%**

(b) Tratamentos administrados ao bebé antes da alta

Tratamento	Número	Percentagem

Nulo	115	89.0%
Antibióticos	1	0.8%
Fluidos intravenosos	1	0.8%
Fototerapia	8	6.2%
Transfusão de troca	3	2.4%
Alimentação nasogástrica	1	0.8%
Total	**129**	**100%**

(c) Tipo de sangue fetal

Tipo de sangue	RH positivo	RH negativo	Total
O	51	18	69(53.5)
A	15	8	23(17.8%
B	21	9	30(23.3%)
AB	5	3	7(5.4%)
Total	**92(71.3%)**	**38(28.7%)**	**129(100%)**

(d) Tipo de sangue materno

Tipo de sangue	Número	Percentagem
O negativo	75	58.1%
Um negativo	25	19.4%
B negativo	23	17.8%
AB negativo	6	4.7%
Total	**129**	**100%**

(e) Teste de Coombs

Teste	Número	Percentagem
Positivo	9	7%
Negativo	120	93%
Total	**129**	**100%**

Anticorpos identificados	=>6 Rhesus
	2 ABO
	1 Não identificado

(f) i. Imunoglobulina anti-rhesus administrada a candidatos adequados

	Número	Percentagem
Dado	69	81.4%
Não indicado	13	15.9%
Total	**82**	**100%**

ii. Porque é que a imunoglobulina Rhesus não é administrada a candidatos adequados

Motivo	Número	Percentagem
Não disponível	7	53.8%
Doente com alta antecipada	5	38.5
Sem motivo	1	7.7%

Total	13	100%

Apêndices 2 - Formulários de consentimento

1. FORMULÁRIO DE CONSENTIMENTO: ESTUDO RHESUS

O seu sangue é diferente do de muitas pessoas. Há algo que se encontra nas células do seu sangue que o pode tornar diferente do sangue do seu bebé. Em circunstâncias raras, o seu sangue pode misturar-se com o sangue do seu bebé e o seu corpo produzirá soldados (anticorpos) que levarão à destruição do sangue do seu bebé. Estamos a realizar um estudo que nos ajudará a identificar melhores formas de ajudar as mães que têm o mesmo grupo sanguíneo que o seu. Pedimos a sua autorização para fazer perguntas sobre a sua gravidez atual e as gravidezes anteriores que teve. Pedimos também autorização para conhecer os resultados das análises de sangue que lhe serão feitas a si e ao seu bebé. Por favor, se estiver de acordo com o nosso pedido.

Assinatura do doente:...

Testemunha: ....

2. CHIBVUMIRANO CHE "ESTUDO RHESUS

Une ropa rakasiyana nerevazhinji. Pane zvinowanikwa muropa mako zvinogona kuti risiyane neremwana wako. Izvi zvinogona kuti nenguva dzirikure kana ropa rikasangana neremwna wako, muviri wako unogadzira masoja anoita kuti ropa remwana riparadzwe. Tirikuita zvidzidzo zvekuti tigadzirise mabatiro atinoita varwere vane ropa rakaita serako. Tirikukumbira kuri utibvumidze kutora nhoroondo nezvepamuviri pako pazvino, nepamwe pamuviri pawakamboita kare. Tinkumibira zvakare tizoongorore ropa rako kuti tizive kuti range ratangisa kurwisa remwna wako here? Nyora "signature" yako kana uchitibvumidza kuti uve muzvidzidzo zvedu.

Assinatura do doente:..

Testemunha: ....

Apêndices 3 - Questionário

QUESTIONÁRIO NÚMERO DE ESTUDO HOSPITAL

1. Iniciais do doente: .... 2. Idade: .... 3. Data de nascimento:

4. Profissão: ☐

(1) Dona de casa
(2) Semiqualificado
(3) Profissional
(4) Outros

5. Nível de instrução: - anos de escolaridade:

(1) </=9
(2) >9</=12
(3) >12

6. Número do hospital: ☐

7. Data e hora da entrega:

8. Número de gravidezes nascidas depois das 28 semanas de gestação:

(1) 0
(2) 1
(3) 2
(4) 3
(5) >/4

9. Número de gravidezes nascidas antes das 28 semanas de gestação:

(1) 0
(2) 1
(3) 2
(4) 3
(5) >/4

10. Estado civil:

(1) Casado
(2) Individual
(3) Divorciado
(4) Viúva
(5) Coabitação

11. Resultados de gravidezes anteriores:

	1	2	3	4	5
Ano de entrega					

Gestação em meses no momento do parto					
O bebé chorou à nascença					
Anomalias fetais					
Procedimento anteparto					
Nado-morto					
Morte na primeira semana de vida					
Tipo Rhesus como explicado ao doente					

12. **Monitorização anteparto da gravidez atual**

(a) Estado da reserva: ☐ (1) Reservado
(2) Não reservado

Se tiver sido marcada, indicar a idade gestacional aproximada aquando da marcação: ☐ Weeks

(b) Ecografia: ☐ (1) Reservado
(2) Não reservado

(c) Se o USS for efectuado: (i) Idade estimada para a gestação :

(ii) Anatomia fetal: ☐

(1) Normal
(2) Anormal
(3) Sem comentários
(4) Outros

(iii) Volume do licor: ☐

(1) Normal
(2) Polihidrâmnio
(3) Oligohidrâmnio
(4) Outros

(d) Tipo de sangue: ☐

(1) Rhesus positivo
(2) Rhesus negativo

(e) Foi efectuado um ensaio de anticorpos ou um teste de Coombs antes do parto?

☐ (1) Sim
(2) Não

(f) Se "Sim" em 12e, qual foi o resultado?

(1) Positivo
☐ (2) Negativo
(3) Indeterminado
(4) Nenhum resultado
(5) Quantidade real de anticorpos

13. **Resultado da gravidez atual**

(a) Gestação: ☐

(1) >40 semanas

(2) 37 - 40 semanas
(3) 34 - 36 semanas
(4) 28 semanas

(b) Peso à nascença:

(1) >4000g
(2) 3500 - 4000g
(3) 3000 - 3499g
(4) 3000 - 2999g
(5) <2000g

(c) (i) Pontuação de Apgar no primeiro minuto:
(ii) Pontuação de Apgar no quinto minuto:

(1) >/8 (1)>/8
(2) 5 - 7(2)5 - 7
(3) <5 (3)<5

(d) Anomalias fetais:
(1) Sem anomalias
(2) Anomalia (descrever)

(e) Icterícia fetal:

(1) Sem iterícia
(2) Icterícia

(f) Anemia:

(1) Membranas mucosas cor-de-rosa
(2) Membranas mucosas pálidas

(g) Modo de entrega: ☐

(1) NVD
(2) Brecha
(3) Cesariana
(4) Extração por vácuo
(5) Outros

14. **História do anteparto**

(a) História de hemorragia anteparto:

(1) Sim
(2) Não

(b) Trabalho induzido: ☐

(1) Sim
(2) Não

(c) Se "Sim" em 14b, indique a razão pela qual o parto foi induzido: ☐

(d) O doente já recebeu alguma transfusão de sangue na sua vida? ☐

(1) Sim
(2) Não

(e) Doença que complica a gravidez atual:

☐ (1) Nulo
(2) Hipertensão induzida pela gravidez
(3) Anemia Hb <11g/dl
(4) Diabetes Millitus
(5) Outros

(f) O doente foi aconselhado sobre o significado de ser Rhesus negativo?

☐ (1) Sim

(2) Não

15. **Gestão pós-parto**

(a) Bebé admitido: ☐ (1) Sim

(2) Não

(b) Tratamentos administrados ao bebé antes da alta:

☐ (1) Nulo

(a) Antibióticos

(b) Fluidos intravenosos

(c) Fototerapia

(s) Transfusão de troca

(t) Outros

(u) Sangue do cordão umbilical e sangue materno colhido em:

(v) (i) Tipo de sangue fetal: ☐

(11) Tipo de sangue materno: ☐

(1) Teste de Coombs: ☐

(w) Se o teste de Coombs foi negativo e o bebé era Rh positivo, foi administrada imunoglobulina anti-Rhesus?

☐ (1) Sim

(2) Não

(x) Se "Não" em 15e, porque é que não foi administrada imunoglobulina anti-Rhesus?

☐ (1) Não disponível

(2) Doente com alta antecipada

(3) Sem motivo

(4) Outros

Apêndices 4 - Diretrizes do RCOG sobre a doença de Rhesus

O esquema de gestão britânico é o seguinte: [11]

1. Rastreio de anticorpos no momento da marcação
2. As mulheres Rhesus negativas devem efetuar testes de anticorpos mensalmente a partir da 20th semana de gravidez.
3. Se houver provas de sensibilização a. Amniocentese e estimativa da bilirrubina no líquido amniótico. ☐

b. Vigilância biofísica

(ii) Exame de ultrassom

(iii) Monitorização do coração fetal

4. Se houver evidência de doença grave a. Interrupção da gravidezb . Transfusão fetal intra-uterina

c. Entrega antecipada

Apêndices 5 - Custos Anti D

Em março de 2002, os Serviços de Transfusão de Sangue cobraram $381,00 pela tipagem sanguínea, $124,00 pela tipagem Rhesus, $124,00 por um teste de coombs, $232,00 pelo teste Kleihaur e $1.439,00 pela imunoglobulina Rhesus. Isto dá um custo de 2.300,00 dólares por doente para os doentes elegíveis para receber imunoglobulina Rhesus.

Apêndices 6 - Aplicação da fórmula Dobson

A fórmula utilizada foi a seguinte

n=	$(1{,}96/D)^2$ x p(1 - P)
em que p=	a proporção esperada de indivíduos na amostra com as caraterísticas de interesse.
D=	a amplitude do intervalo de confiança (5% neste estudo)
1. 96=	o valor Z com um intervalo de confiança de 96%
por conseguinte, n= prevendo uma taxa de resposta de 75% N	(1.96/0.05)2 x 0.04 (1-0.04) = 59/0.75

O investigador aumentou a dimensão da amostra para 129, a fim de aumentar o poder do estudo.

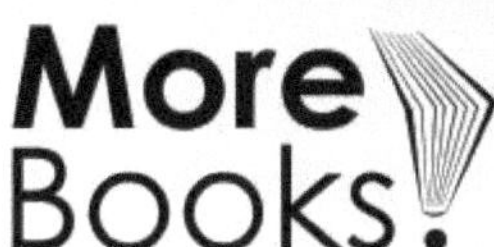

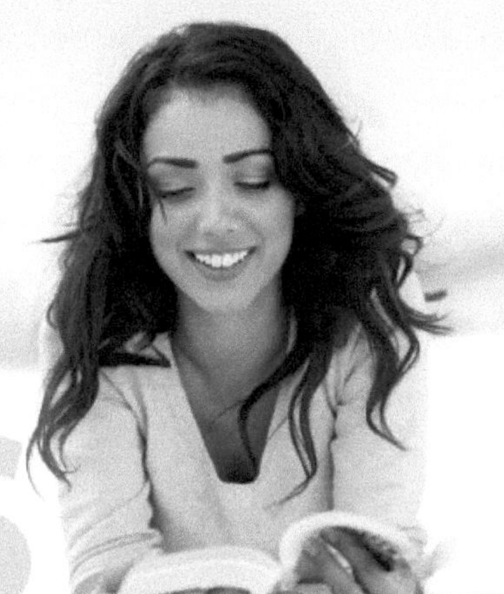

yes

I want morebooks!

Buy your books fast and straightforward online - at one of world's fastest growing online book stores! Environmentally sound due to Print-on-Demand technologies.

Buy your books online at
www.morebooks.shop

Compre os seus livros mais rápido e diretamente na internet, em uma das livrarias on-line com o maior crescimento no mundo! Produção que protege o meio ambiente através das tecnologias de impressão sob demanda.

Compre os seus livros on-line em
www.morebooks.shop

info@omniscriptum.com
www.omniscriptum.com

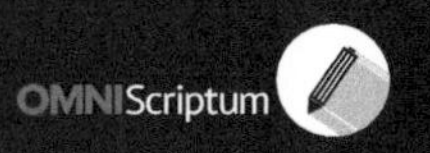

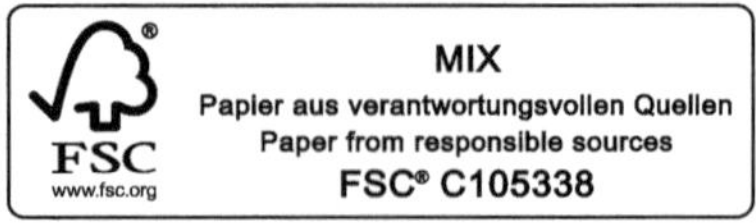

Printed by Books on Demand GmbH, Norderstedt / Germany